Made in the USA
Columbia, SC
27 December 2019

85889595R00067